AF372650

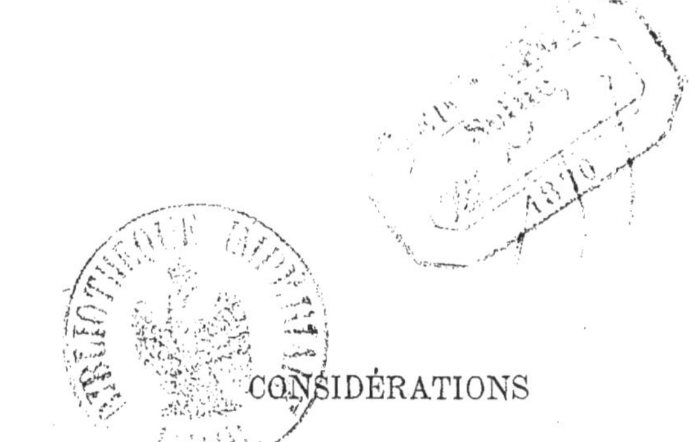

CONSIDÉRATIONS

SUR LA TEMPÉRATURE COMPARATIVE

DES DEUX RÉGIONS AXILLAIRES

DANS LA

PNEUMONIE DOUBLE

AU POINT DE VUE DU DIAGNOSTIC ET DU PRONOSTIC

PARIS. — IMPRIMÉ CHEZ PIERRE LAROUSSE,

RUE NOTRE-DAME-DES-CHAMPS, 49.

CONSIDÉRATIONS

SUR LA TEMPÉRATURE COMPARATIVE

DES DEUX RÉGIONS AXILLAIRES

DANS LA

PNEUMONIE DOUBLE

AU POINT DE VUE DU DIAGNOSTIC ET DU PRONOSTIC

PAR

E. LANDRIEUX,

INTERNE LAURÉAT DES HÔPITAUX DE PARIS.

PARIS

PIERRE LAROUSSE, IMPRIMEUR-EDITEUR

RUE NOTRE-DAME-DES-CHAMPS, 49.

—

1869

Considérations

SUR

LA TEMPÉRATURE COMPARATIVE DES DEUX RÉGIONS AXILLAIRES

DANS LA

PNEUMONIE DOUBLE

AU POINT DE VUE DU DIAGNOSTIC ET DU PRONOSTIC.

A quelle circonstance devons-nous attribuer le résultat suivant?

Depuis le 1er janvier jusqu'au 13 août 1869, dans le service de M. le professeur Gubler, à l'hôpital Beaujon, il est entré 46 malades atteints de pneumonie. Sur ces 46 malades, 21 étaient atteints de pneumonies doubles, 25 de pneumonies simples.

Avons-nous eu affaire à une de ces *séries* qui se rencontrent en médecine et qui viennent si souvent fausser les statistiques? Ou bien devons-nous attribuer cette fréquence de la pneumonie double à ce que notre attention était dirigée principalement de ce côté? Toujours est-il que nous arrivons à cette proportion considérable de 46 *pneumonies doubles pour* 100 *pneumonies*, ou encore $\frac{11}{25}$, fraction qui nous rapproche de celle des auteurs anglais, $\frac{1}{2}$, tandis qu'Andral n'en trouve que $\frac{1}{9}$, Morgagni $\frac{1}{7}$, Béhier $\frac{1}{16}$, Hughes $\frac{1}{3}$, Laboulbène $\frac{1}{4}$; enfin, in *Boston medical and surgical*, $\frac{1}{2}$. Grisolle n'en trouve que $\frac{1}{16}$; Chomel, dans son article PNEUMONIE du *Dictionnaire en XXX volumes*, s'exprime ainsi : « La pneumonie affecte rarement les deux poumons à la fois. »

On voit de suite quelle différence énorme existe entre Grisolle, $\frac{1}{16}$, et les auteurs anglais (Hughes, entre autres, $\frac{1}{2}$). Grisolle, on le sait, attribue cette fréquence à de véritables erreurs de diagnostic : ainsi, dit-il, il suffit d'entendre quelques râles sous-crépitants ou du souffle à la base du côté opposé à la pneumonie première pour conclure à une pneumonie double.

Ces faits sont faux évidemment. Nous voulons bien admettre que le résultat statistique que nous donnons est dû à une de ces séries, si variées en médecine; mais, dans tous les cas observés par nous et cités comme tels, il y a bien eu pneumonie double, seulement le travail phlegmasique a été poussé plus ou moins loin et s'est arrêté tantôt à la première, tantôt à la deuxième période.

Résumé historique.

La pneumonie double n'a pas été l'objet de travaux spéciaux d'une grande étendue; nous devons néanmoins en excepter la thèse de notre ami le docteur Monthus, soutenue en 1868, faite en partie sous les inspirations de M. le docteur Laboulbène.

Dans tous les ouvrages classiques on rencontre bien des mentions, mais incomplètes, sur la pneumonie double; dans la *Clinique* d'Andral, on en trouve plusieurs observations, ainsi que dans la *Clinique médicale* de M. le professeur Béhier, dans Niemeyer et dans le volume de *Clinique* de M. Jaccoud. Çà et là sont consignées quelques observations dans les recueils scientifiques, entre autres une observation remarquable dans la *Gazette des Hôpitaux* (1866).

Les thèses de la Faculté sont complétement muettes sur ce sujet jusqu'à l'année 1848, où fut soutenue par M. Lafargue une thèse sur la pneumonie double, et en 1851 une thèse de M. Broussin sur la pneumonie double chez l'adulte.

Mentionnons, en terminant, les faits consignés dans Niemeyer, et surtout les nombreux documents que nous avons puisés dans le *Traité* de Grisolle *sur la pneumonie.*

APERÇU DE LA QUESTION.

En commençant, nous devons dire comment nous avons été amené à nous occuper des recherches thermométriques dans la pneumonie double, l'instrument étant appliqué simultanément sous les deux aisselles.

Il s'agissait d'une malade (1) chez laquelle la pneumonie était à la période d'hépatisation rouge à gauche ; le thermomètre, néanmoins, marquait à droite une température plus élevée de deux dixièmes de degré. M. le professeur Gubler, en présence de ce fait, pensa qu'un travail inflammatoire était en voie de formation à droite, et, effectivement, ce n'est que quarante-huit heures après que l'hépatisation était complète de ce côté. C'est à partir de ce fait que nous avons été appelé à instituer d'une manière suivie nos observations thermométriques qui, nous l'espérons du moins, ne sont pas sans intérêt, au point de vue de la diagnose de la pneumonie double.

On sait combien depuis quelques années, et à quel degré de précision, sont arrivées les recherches thermométriques dans le domaine de la pathologie. Ce sujet, complétement ignoré il y a une trentaine d'années, est devenu aujourd'hui, non-seulement vulgaire, mais réellement essentiel, quand il s'agit d'observations vraiment scientifiques.

De même que le tracé sphygmographique d'un malade va indiquer au médecin, non-seulement l'état anatomique du cœur, des artères, la pression artérielle, mais encore l'influence des médicaments ; de même, la température prise jour par jour pourra fixer utilement le médecin sur la marche à suivre.

Comme dans beaucoup de questions scientifiques, l'étincelle qui jaillit d'abord en France eut surtout un reflet en Allemagne, d'où elle nous revint transformée et parfaitement élucidée par les observations persévérantes de nombreux auteurs.

En France, le premier élan doit être rapporté aux recherches de Regnault et Reiset, à celles de Gavarret, au mémoire consciencieux de Roger (*De la température chez les enfants à l'état physiologique et pathologique,* 1844-1845, dans les *Archives générales de*

---

(1) Voyez *Observation A.*

médecine). Alors , en France, nous tombons dans une période stationnaire, tandis qu'au contraire, en Allemagne, paraissent les observations détaillées de Traube, de Thomas, de Bœrensprung, et enfin surtout celles de Wunderlich. En France, dans ces dernières années, nous avons les recherches thermométriques de M. Gubler, consignées dans son mémoire sur la *Rougeur des pommettes* (*Union médicale,* 1857), les leçons de M. Charcot (*Leçons cliniques sur les maladies des vieillards,* 1868).

Existe-t-il dans la science quelques données sur les températures comparées des deux aisselles?

Dans le mémoire de Roger (1844 et 1845) nous rencontrons le fait suivant : « Dans un cas de tuberculose, où à gauche existait une énorme caverne, et par conséquent où l'hématose pouvait être considérée comme presque nulle, nous avons trouvé un demi-degré de moins que du côté opposé où les tubercules étaient beaucoup moins avancés. »

Dans le mémoire de notre maître, M. Gubler, sur la *Rougeur de la pommette comme signe d'inflammation pulmonaire* (1857), nous trouvons des indications plus précises. Résumant déjà les développements importants que prit plus tard la thermométrie, comprenant parfaitement que ce n'est pas parce qu'un poumon est complétement hépatisé, transformé en un véritable *bloc compacte* (Jaccoud) presque inerte, que de ce côté il y aura exaltation de la température, mais bien plutôt du côté où débute le travail phlegmasique, le *processus* irritatif, voici comment il s'exprime, pour la rougeur de la pommette ; mais il nous est facile de transporter à la région axillaire ce qui est vrai pour la région malaire :

« La persistance et l'intensité de la rougeur de la pommette ne m'ont pas paru en rapport avec l'étendue de la lésion matérielle du poumon, mais bien avec la violence du travail phlegmasique, en sorte qu'on pourra trouver la rougeur de la joue dans un cas de pneumonie double, par exemple, plutôt du côté où le poumon récemment envahi n'est encore qu'au premier degré, que du côté où existe le second degré arrêté dans sa marche. »

Au premier abord, il semble assez singulier qu'un travail phlegmasique siégeant quelquefois au centre d'un poumon puisse avoir un retentissement sur la région axillaire ; d'autant plus que la physiologie et la chimie biologique ont depuis longtemps renversé l'opinion primitive de Lavoisier, qui pensait tout d'abord que la calorification se faisait uniquement dans les vaisseaux du parenchyme pulmonaire. Aujourd'hui, rien n'est mieux démontré que le fait suivant : la calorification s'accomplit dans tout le système vasculaire ; mais certainement il peut y avoir localement des exaltations de température, élévations qui se font d'une manière complétement indépendante.

Cette indépendance de certains départements vasculaires a été démontrée d'une façon péremptoire par les recherches et les expériences de Cl. Bernard sur le pouvoir immense que joue le grand sympathique sur la tunique musculaire des vaisseaux capillaires. Jusqu'à Cl. Bernard, on considérait dans la circulation deux facteurs seulement : la masse totale du sang, et un moteur unique, le muscle cardiaque, lequel était assisté par quelques causes adjuvantes, telles que l'élasticité et la contractilité des grandes artères. Il a prouvé qu'il fallait tenir grand compte des circulations locales, départements distincts, indépendants jusqu'à un certain point, mais placés sous la dépendance immédiate du grand sympathique.

Nous n'oublierons donc pas, dans ce qui va suivre, le fait suivant : c'est que, par le moyen du système nerveux (et spécialement des nerfs vaso-moteurs), chaque partie peut avoir une circulation propre et s'individualiser physiologiquement.

Au reste, nous reviendrons sur tous ces faits à l'article *Pathogénie*. Actuellement, pour prouver l'importance que l'on pourra tirer de l'emploi du thermomètre appliqué sous les deux aisselles, dans le diagnostic et le pronostic de la pneumonie, je citerai les lignes suivantes tirées du *Traité de la pneumonie* de Grisolle, lignes dans lesquelles on voit des auteurs tels que Stokes et Grisolle prédire l'invasion subséquente d'une pneumonie, tantôt quand la respiration est plus faible, tantôt, au contraire, quand elle est plus rude. C'est-à-dire que ces auteurs s'appuient sur des nuances légères qui sont le résultat d'une appréciation tout à fait personnelle, et qui, par conséquent, ne peuvent nullement servir comme un fait physique, tel par exemple qu'un accroissement de température très-appréciable et suffisant (appuyé, comme il l'est, sur des observations assez nombreuses) à porter un diagnostic certain.

Voici donc comment s'exprime Grisolle : « L'extension de la pneumonie aux parties voisines s'effectue le plus souvent sans qu'aucun phénomène *physique* ait averti le médecin; l'inflammation, qu'on avait exactement limitée, est trouvée, au bout de douze ou de vingt-quatre heures, avoir franchi ses limites et envahi des portions de poumon qui, lors du dernier examen, semblaient être à l'état physiologique, à en juger par la pureté du bruit respiratoire qu'on entendait à ce niveau. Il en est de même dans les cas d'érysipèle : examinez la peau à trois ou quatre centimètres au pourtour, qu'est-ce qui peut vous indiquer que, dans douze ou vingt-quatre heures, ces portions vont être envahies? »

Nous répondrons que, dans ces cas, le thermomètre, appliqué en ces points, révèle une élévation anomale de la température qui indique d'une manière probante que ces parties, à leur tour, vont être envahies.

« Chez quelques pneumoniques on peut pourtant déterminer parfois d'avance et limiter même assez exactement les nouveaux points du poumon que l'inflammation aura envahis d'ici douze ou vingt-quatre heures; nous voulons parler d'une respiration plus faible avec diminution d'élasticité. Stokes, au contraire, indique comme signe plus fréquent de l'envahissement pneumonique une respiration puérile. »

Par cette citation, il est facile de voir le rôle que pourra jouer un nouveau moyen de diagnostic aussi commode que l'application d'un thermomètre sous l'aisselle.

Avant de pénétrer plus avant dans le cœur de la question, nous dirons quelques mots de la manière dont le thermomètre a été employé. Nous nous sommes servi de deux thermomètres de Leyser, parfaitement comparables (c'est une précaution essentielle, car il nous a été permis fréquemment de voir plusieurs de ces thermomètres placés dans un même milieu, eau chaude, air ambiant, marquer néanmoins une température variant de deux à huit dixièmes de degré, fait important quand il s'agit de donner des limites aussi précises que celles dont nous parlons actuellement).

Les thermomètres sont appliqués simultanément dans la région axillaire ; on les recouvre d'une couche de ouate ; les bras du malade sont croisés au devant de la poitrine. Dans toutes nos observations, les thermomètres sont laissés en place quinze minutes ; les dix minutes indiquées par plusieurs auteurs ne sont pas suffisantes ; il nous est arrivé fréquemment de voir, les dix minutes écoulées, le thermomètre monter encore de deux à trois dixièmes de degré.

La région axillaire se prête facilement à l'application du thermomètre, tandis que le rectum, non-seulement à cause des questions de bienséance, mais aussi comme difficulté d'application, est un endroit beaucoup moins commode. Dans le cas particulier où il s'agit de malades atteints souvent d'une dyspnée assez intense pour garder la position assise, il ne serait ni facile ni praticable de les faire coucher pendant un quart d'heure dans le décubitus latéral.

ÉTIOLOGIE.

Avant d'aborder la question du diagnostic qui nous occupera spécialement, nous passerons rapidement en revue l'étiologie, les quelques symptômes particuliers, les formes des pneumonies doubles, qu'il nous a été donné d'observer.

Sur 21 malades, interrogés d'une manière très-précise sur le mode de développement de leur phlegmasie, nous en avons

14 chez lesquels il a été impossible de trouver la moindre cause, telle que *refroidissement*, coup, chute. Chez 7 autres, il y a eu un refroidissement plus ou moins marqué ; le plus souvent dans les circonstances suivantes : le corps étant en sueur, le malade avait ingéré une grande quantité d'eau froide.

Sur **21** malades, nous avons **19** hommes et **2** femmes, ce qui tient à la fois, et à la moins grande fréquence de la pneumonie chez la femme, et à ce que le service de M. le professeur Gubler, à Beaujon, contient moitié moins de femmes que d'hommes (**35** hommes et **17** femmes). Néanmoins, nous pouvons dire, d'après ces simples données, que la pneumonie double est *cinq fois* plus fréquente chez l'homme que chez la femme.

Quant au *tempérament*, nous avons eu à traiter le plus souvent des individus ayant une constitution moyenne, mais un tempérament lymphatique.

Quant à l'*âge*, voici comment ces **21** pneumonies doubles se sont réparties :

1 malade était âgé de		70 ans.	
2 malades étaient âgés de	60 à 70 ans (formes catarrhales).		
3	—	—	50 à 60
2	—	—	40 à 50
4	—	—	30 à 40
5	—	—	20 à 30
4	—	—	16 à 20

De ce tableau, on pourrait conclure que la pneumonie est plus fréquente à l'âge moyen de la vie, par exemple entre vingt et quarante ans, contrairement à l'opinion des auteurs qui indiquent que la pneumonie est surtout fréquente aux deux âges extrêmes de la vie ; mais nous ne trouvons dans ce tableau que des faits recueillis dans un hôpital d'adultes, c'est-à-dire qu'il est facile de comprendre que c'est entre vingt et quarante ans, — âge auquel l'homme qui est recueilli dans les hôpitaux s'expose le plus aux vicissitudes atmosphériques, — que va se développer une maladie

si manifestement influencée par les mauvaises conditions hygié-
niques et thermiques.

Quant au *côté* primitivement atteint, voici les résultats que
nous obtenons dans nos relevés. Nous parlerons également des
cas de pneumonie simple observés depuis le commencement de
l'année dans le service de M. Gubler.

Sur 24 pneumonies unilatérales, le poumon droit fut atteint
13 fois ; dans les 11 autres cas, ce fut le poumon gauche.

Sur 21 pneumonies doubles, 12 fois la pneumonie débuta par
le côté droit, 9 fois par le côté gauche.

Nous devons dire tout de suite que chez aucun de nos malades
il n'y eut début simultané de la pneumonie dans les deux côtés ;
nous verrons bientôt, dans la *Symptomatologie,* à quel moment
apparaît le plus souvent la pneumonie qui survient en second
lieu.

La pneumonie, comme on le sait, se montre fréquemment
dans le cours d'un catarrhe bronchique plus ou moins aigu.
Hourmann et Dechambre ont même regardé avec raison la bronchite chronique, ainsi qu'un état de bronchorrhée habituelle, comme
constituant chez les vieillards une prédisposition très-active à la
pneumonie. Eh bien, cette prédisposition s'observe également
dans l'âge adulte ; car, sur nos 21 malades, 2 étaient manifestement emphysémateux, 4 étaient atteints de bronchite plus ou
moins aiguë, 2 seulement avaient eu des pneumonies antérieu-
res, et chez eux la pneumonie double se montra d'abord dans le
côté qui avait été autrefois le siége de la pneumonie. Nous dirons
tout de suite qu'il nous a semblé que la présence d'une bronchite,
d'un emphysème, ne devait pas aggraver le pronostic ; car, dans
ces cas, la pneumonie a plus de tendance à revêtir une forme
catarrhale, ou bien, si elle est franchement lobaire, elle est un
peu bâtarde dans son évolution et dans tous les symptômes par
lesquels elle se traduit.

L'influence favorable d'une pneumonie antérieure est un fait
bien connu et qui est tout à fait comparable à la bénignité de

ces érysipèles à répétition chez certains individus. Quant à l'influence nuisible de la faiblesse, d'un alanguissement des forces, état que l'on rencontre fréquemment suivant Grisolle, il ne nous a pas été donné d'en observer des exemples bien nets.

SYMPTOMES.

Je n'ai nullement l'intention de passer en revue les divers symptômes présentés par les malades, symptômes tous communs, analogues à ceux que l'on rencontre dans la pneumonie ordinaire ; je m'occuperai simplement des particularités qui sont le propre de la pneumonie double.

Dans toutes nos observations, on retrouve au début un *frisson* initial, frisson qui ne se renouvelle pas lors de l'invasion de la deuxième pneumonie, sauf dans un seul de nos cas. Comme le dit Grisolle, il n'y a généralement qu'un *point de côté*, lequel se trouve du côté le plus gravement atteint ; dans quelques cas exceptionnels, on voit le point de côté siéger là où la pneumonie est peu étendue. C'est du côté le premier envahi que l'on constate le point douloureux.

Sur nos **21** malades, dans **4** cas seulement a existé un point de côté bilatéral, et ce point douloureux n'était pas bilatéral d'emblée ; c'est donc seulement à peu près dans le cinquième des cas que le médecin pourrait être averti par ce symptôme seul de l'envahissement successif des deux poumons. Ajoutons que, dans les 4 cas, le point de côté bilatéral se rencontrait avec des lésions pleurales indiquant soit un épanchement, soit des frottements entre les deux feuillets pleuraux ; circonstance anatomique qui, ainsi que l'ont démontré les recherches de M. Béhier, est effectivement de première nécessité pour que ce symptôme (point de côté) se manifeste.

Nous dirons, en outre, que si le point douloureux manque aussi souvent du côté qui est pris en second lieu, c'est que, plus fréquemment, il ne se fait aucun travail dans la plèvre de ce côté. Il existe cependant des exemples de pneumonie lobaire centrale où le point de côté se montre aussi nettement que si la plèvre était atteinte.

Quant à la *toux*, elle n'a été ni plus fréquente ni plus pénible chez les sujets affectés d'une pneumonie double que chez ceux qui n'ont qu'une pneumonie circonscrite à l'un des côtés.

Dans aucun cas nous n'avons vu, lors de l'apparition de la deuxième pneumonie, les *crachats* reprendre cette coloration spéciale, cette teinte rouge brique, particulière à ceux de la première période.

Ainsi donc, voilà des signes négatifs sur lesquels le médecin ne peut compter pour diagnostiquer une pneumonie double : point de côté, toux, expectoration.

Quant à la *dyspnée*, on sait que « généralement elle est en rapport avec l'étendue de la phlegmasie pulmonaire ; » ce sont là les expressions mêmes de Grisolle. Chomel commence ainsi également un de ses paragraphes (dans son article PNEUMONIE du *Dictionnaire en XXX*) : « La pneumonie double est remarquable surtout par la dyspnée beaucoup plus intense qu'elle produit et par une altération beaucoup plus grande des traits. »

Eh bien, ce fait ne nous semble pas complétement vrai. Nous pensions, en effet, nous appuyant sur ces données, trouver une grande différence entre l'intensité de la dyspnée chez les malades atteints de pneumonie unilatérale ou de pneumonie bilatérale. L'observation clinique nous a montré qu'il n'en existait aucune, ou du moins qu'elle était peu marquée; voici, suivant nous, l'explication. La dyspnée n'est pas en rapport avec l'*étendue de la phlegmasie*, comme le dit Grisolle, mais plutôt avec le *degré d'altération* auquel est parvenue la lésion du parenchyme pulmonaire. Si, par exemple, les deux tiers d'un poumon sont à la période d'hépatisation rouge, la dyspnée sera bien plus intense que si la pneumonie est double, seulement à la première période, et occupant, par exemple, une petite étendue des deux fosses sous-épineuses.

On sait, en effet, que la cause véritable de la dyspnée, c'est le défaut d'élimination de l'acide carbonique, lequel, agissant sur la moelle allongée, produit les mouvements inspiratoires et expiratoires. (Voir l'article ASTHME de M. Sée, dans le nouveau *Dictionnaire de médecine.*) On comprend donc que l'échange gazeux puisse se faire s'il n'y a que de l'hypérémie pulmonaire, mais que, par contre, il soit matériellement impossible s'il y a hépatisation du tissu.

Nous dirons néanmoins que chez **3** malades la respiration était fréquente, pénible, s'accomplissait avec l'aide des puissances musculaires, qui n'interviennent que lorsqu'il y a des obstacles sérieux à la pénétration de l'air.

Quant au *décubitus*, presque tous nos malades, à la période d'état, conservaient le décubitus dorsal ; rarement la dyspnée les contraignait à se mettre sur leur séant, dans la position ordinaire, par exemple, des asthmatiques ou des malades atteints de bronchites chroniques avec emphysème. Voici comment M. Gubler explique ce décubitus : « Le décubitus est impossible sur le côté malade, ou bien, s'il y a pneumonie double, sur le côté le plus affecté ; car, dans ce cas, l'hypérémie hypostatique s'ajoute à la congestion inflammatoire. D'autre part, le décubitus sur le côté sain, ou relativement moins malade, aurait l'inconvénient d'augmenter la dyspnée. C'est ce qui fait donc que les péripneumoniques affectent de préférence le décubitus dorsal. »

On a dit également que, dans la pneumonie double, la respiration se faisait suivant le type abdominal, les deux côtés de la poitrine restant également immobiles. C'est un fait qui n'a pas été vérifié par nos observations ; chez tous nos malades, la respiration se faisait simultanément par la cage thoracique et par le diaphragme.

L'*expectoration*, comme nous avons déjà eu l'occasion de le dire, ne se renouvelle pas avec ses caractères de début, lors de l'invasion de la deuxième pneumonie, ce qui tient probablement à ce qu'elle se fait toujours avec moins d'intensité, que l'hypérémie arrive plus rarement jusqu'au raptus hémorrhagique.

Quand survient cette seconde pneumonie (vers le huitième jour en moyenne), le sang contient un excès énorme de fibrine, qui peut nous expliquer la rareté des crachats sanglants à cette époque.

Il nous a été permis de rencontrer plusieurs fois ces *concrétions filamenteuses* que, dans ces dernières années, les auteurs allemands (Niemeyer, Remak) ont voulu considérer comme analogues à la diphthérie, au point de vue pathogénique, et qu'ils ont dénommées *pneumonie croupale*, pneumonie fibrineuse.

En 1858, M. le professeur Gubler inséra plusieurs articles dans l'*Union médicale* sur cette *prétendue pneumonie fibreuse*. Il démontra que ces filaments n'étaient autre chose que des concrétions hémoplastiques : « Ce sont, dit-il, de véritables caillots qui subissent toutes les transformations par lesquelles passent les coagulations sanguines dans les veines. » Forget, de Strasbourg, adopta bientôt cette opinion. Küss a même noté à la surface l'épithélium vibratile de la muqueuse qui était intact.

Un autre signe sur lequel il sera permis de fonder des données, c'est la *coloration anomale des pommettes*, phénomène sur lequel M. Gubler a de nouveau attiré l'attention ; nos observations sont complétement d'accord avec la conclusion suivante de son mémoire : « La joue congestionnée correspond au poumon qui est le siége de la phlegmasie, ou du moins à celui qui est le plus affecté. Si l'inflammation est double, les deux pommettes sont hypérémiées, et la rougeur pourra être inégale quand les deux poumons seront inégalement envahis ».

Dans plusieurs cas, en effet, la face était modérément congestionnée, mais également des deux côtés ; puis, le septième et le huitième jour après le début, on voyait une des pommettes se colorer fortement, et, douze ou vingt-quatre heures après, une pneumonie se déclarait du côté correspondant.

SIÉGE DE LA PNEUMONIE DOUBLE
MARCHE, DURÉE.

Relativement au siége de la pneumonie double, on a observé toutes les variétés possibles. Cependant, dans la grande majorité des cas, les deux tiers inférieurs d'un poumon étaient pris d'un côté, et de l'autre il n'y avait que le tiers inférieur.

D'autres fois, au contraire, ce sont les deux fosses sous-épineuses. Une fois, nous avons vu le lobe moyen pris à droite, tandis qu'à gauche c'était le lobe inférieur.

On sait que la pneumonie n'est jamais double d'emblée; Grisolle n'en connaît pas d'exemple; il repousse même, peut-être un peu trop systématiquement, une observation qui est rapportée tout au long dans la *Clinique* d'Andral.

A propos des complications, nous reviendrons sur le délire : mais on a dit que les pneumonies doubles se compliquaient plus souvent de délire que celles qui n'occupent qu'un seul côté. Ce fait ne ressort nullement de nos observations; car, sur nos 21 cas, nous n'avons observé que 5 fois seulement le délire, qui, même une seule fois (dans le cas suivi de mort) fut très-intense; 2 fois le délire existait dans des cas d'hépatisation plus ou moins complète des deux lobes supérieurs.

Sur 19 malades, voici l'époque à laquelle remontait leur affection quand ils entrèrent à l'hôpital.

1 malade entre le 2me jour après le début.
4 malades entrent le 3e —
4 — 4e —
3 — 5e —
1 — 6e —
3 — 8e —
1 — 10e —
1 — 11e —
1 — 12e — (mort).

Ce tableau a son importance; car, suivant la remarque judicieuse de Grisolle, « toutes choses égales d'ailleurs, le chiffre de la mortalité est d'autant plus considérable que les individus entrent à l'hôpital à une époque plus éloignée du début. »

Voici combien de temps la pneumonie première mit à se résoudre d'une manière à peu près complète, nous voulons parler de la défervescence franche.

Sur 1 malade, elle se produisit le 6e jour.
1 — 7e
4 — 9e
2 — 10e
2 — 11e
1 — 13e
1 — 14e
1 — 15e
1 — 16e
1 — 17e
1 — 20e (poussée nouvelle).
1 — 27e (vomique pleurale).

Ce résumé est assez important, car il nous montre jusqu'à quel point la doctrine des jours impairs, des jours critiques, doit être acceptée pour vraie : cette doctrine, renouvelée des anciens, a trouvé dans ces derniers temps, en Allemagne, d'habiles défenseurs, qui, il faut le dire, sont souvent tombés d'accord avec les données de la clinique.

Remarquons surtout dans le tableau précédent que, chez 4 de nos malades, la défervescence se fait le neuvième jour.

Il était intéressant de rechercher quand se montre la nouvelle pneumonie ; nous voulons dire à quelle époque elle apparaît accusée par des signes stéthoscopiques ; car, s'il s'agissait de la démontrer par les recherches thermométriques, il faudrait généralement avancer les chiffres fournis par l'auscultation de douze à vingt-quatre heures.

Sur 17 malades, voici donc à quelle époque s'est montrée la

pneumonie seconde (je ne dis pas secondaire, mot qui a une tout autre valeur).

5 fois la pneumonie seconde se montra le 4ᵉ jour après le début,
1   —   5ᵉ   —
3   —   6ᵉ   —
1   —   7ᵉ   —
2   —   8ᵉ   —
1   —   9ᵉ   —
1   —   10ᵉ   —
1   —   11ᵉ   —

Nous arrivons ainsi à peu près aux chiffres que donne Grisolle : « La pneumonie commence à devenir double, dit-il, du quatrième au treizième jour ; terme moyen le huitième. Donc, ce n'est pas la même cause qui provoque la deuxième pneumonie ». Un dernier point qui nous reste à examiner, c'est le temps que met cette *pneumonie seconde* à arriver à la période de défervescence.

Voici également le résultat auquel nous arrivons dans les **17 cas.**

3 fois la résolution se fit le 1ᵉʳ jour.
5   —   2ᵉ
6   —   3ᵉ
2   —   4ᵉ
1   —   5ᵉ

Ces faits sont du plus haut intérêt, car ils vont nous rendre compte de l'erreur dans laquelle étaient tombés les cliniciens les plus illustres sur le degré de gravité de la pneumonie double.

On pourrait, en voyant les chiffres cités plus haut, nous accuser d'avoir souvent appelé pneumonie double un état dans lequel il n'y avait pas véritablement pneumonie, mais simple congestion. C'est une objection qui avait déjà été faite par Grisolle, lorsqu'il rencontrait un clinicien tel que Hughes qui trouvait autant de pneumonies doubles que de pneumonies unilatérales. Grisolle pense que, dans ces cas, ce qui a pu aussi faire croire à une pneumonie double, c'est l'existence d'une bronchite concomitante, ou bien la transmission des bruits morbides du côté malade au côté sain.

Ce sont là des objections très-sérieuses et auxquelles nous devons répondre, seulement nous nous en occuperons au chapitre du diagnostic.

Nous voyons donc par ces divers tableaux que la résolution, dans les deux tiers des cas au moins, commence par s'opérer dans les parties qui ont été envahies les dernières.

Nous voyons aussi que généralement la pneumonie seconde se montre, dans la plupart des cas, alors que la première est encore à la période d'état, ce qui fait qu'elle débute le plus souvent d'une façon obscure, *sans frisson, sans point de côté,* les crachats mêmes ne changeant pas sensiblement de nature. Il est pourtant probable que si, contrairement à ce qui arrive d'ordinaire, l'inflammation n'envahissait le second poumon qu'après avoir rétrogradé dans le premier, on verrait apparaître tous les symptômes du début (Grisolle).

Ce qui fait, en outre, que la pneumonie seconde a un début *larvé,* pour ainsi dire, c'est que, de ce côté, la morbiformation atteint un degré bien moindre que dans le côté primitivement lésé.

Sur les **21** cas de pneumonie double qu'il nous a été donné d'observer, il y a eu **2** décès ; dans un cas, il s'agit d'un malade arrivé le douzième jour, sans avoir subi aucun traitement, présentant des signes d'alcoolisme chronique ; il succombe, et à l'autopsie on constate une hépatisation grise de la presque totalité du parenchyme pulmonaire ; çà et là même des abcès en train de se collecter. L'autre décès eut lieu par suite d'une complication de pleurésie purulente.

Dans certains cas la *résolution est plus lente,* soit que le travail de dénutrition et de nutrition moléculaire se fasse sans énergie, à la suite d'une maladie qui exerce sur tous les tissus organiques une spoliation aussi énergique que la pneumonie, soit par suite d'un épanchement de sérosité dans la plèvre, qui, comprimant légèrement le poumon, entretient l'état d'ischémie des capillaires du parenchyme pulmonaire.

Comme complications survenues chez nos malades, nous devons signaler une observation, dans laquelle, à la suite d'une pleuro-pneumonie double, on voit arriver, le dix-septième jour, un rhumatisme articulaire aigu (le malade n'avait pas eu d'attaque antérieure) pendant lequel les symptômes thoraciques cessent; mais le rhumatisme disparaissant, le vingt-septième jour il se fait une vomique pleurale.

Signalons aussi un autre malade, ayant offert à la suite de sa pleuropneumonie double une pleurésie purulente qui amène la mort.

2 fois sur **21** malades, il y eut des complications d'*endopéricardite*, mais sans gravité.

Les *phénomènes critiques* ont été peu marqués chez nos malades. Plusieurs eurent de l'*herpes labialis*, siégeant surtout dans le côté correspondant à la phlegmasie la plus étendue et la première en date; chez quelques-uns une *diarrhée* aqueuse assez abondante est survenue. Chez une jeune femme **(1)** la défervescence se fait avec une grande rapidité douze heures après l'apparition d'une épistaxis utérine.

---

(1) Voyez *Observation A.*

DIAGNOSTIC
de la **Pneumonie double**

PAR UNE MÉTHODE ENCORE INUSITÉE

(TEMPÉRATURE COMPARÉE DES DEUX AISSELLES).

Nous examinerons d'abord les faits nouveaux qui, suivant nous, offrent quelque intérêt, non-seulement au point de vue du diagnostic de la *pneumonie*, mais aussi au point de vue de la marche que va suivre cette affection. Nous verrons comment, avec le thermomètre, en l'absence de renseignements, il sera facile de porter un diagnostic rétrospectif.

Ces faits, je le répète, sont nouveaux : nulle part, ni dans les thèses récentes soutenues à la Faculté sur la pneumonie (Damaschino, Monthus), ni dans la thèse si complète de M. Desnos sur *l'état fébrile*, ni dans l'article de Hirtz dans le nouveau *Dictionnaire de Médecine*, pas plus que dans la *Clinique* de Jaccoud, on ne trouve des faits semblables. Je n'ai rencontré également aucune indication dans les travaux de Traube, de Thomas, de Bœrensprung, de Wunderlich.

Nous pouvons admettre comme un fait parfaitement prouvé l'identité de température des deux régions axillaires du corps, à moins d'une perturbation amenée par un état morbide antérieur ou actuel.

On a divisé avec juste raison la température dans la pneumonie franche en trois périodes d'inégale durée : 1° une période ascensionnelle ou d'augment ; cette période est le plus souvent courte, rapide ; l'augment est brusque, continu, se fait en douze, vingt-quatre ou trente-six heures au plus, tandis qu'au contraire, dans la pneumonie catarrhale, la période d'augment se fait d'une façon plus lente ; elle procède par oscillations ascendantes. C'est un fait qui a été suffisamment démontré par les recherches de Charcot (*Leçons cliniques sur les maladies des vieillards*, 1868), par celles de Wunderlich et d'autres auteurs. Au reste, cette phase est rarement observée dans nos hôpitaux, où les malades arrivent à la période d'état, alors que le poumon est déjà hépatisé (exceptons-en un cas signalé par Ziemssen et par M. Desnos, cas dans lequel, quatre heures après le frisson, la température axillaire était de 39°,2). A ce moment, les thermomètres appliqués sous les deux aisselles vont nous donner des températures différentes si la pneumonie est unilatérale : la température est alors évidemment plus élevée du côté malade.

Voici ces différences constatées chez 14 malades entrés dans le service de M. le professeur Gubler pour une *pneumonie unilatérale.*

POULS.		TEMPÉRATURE DE L'AISSELLE.		ALBUMINE CONSTATÉE DANS L'URINE.
		DROITE.	GAUCHE.	
88	Pneumonie droite de nature tuberculeuse.	38°,6	38°,4	0
130	Pneumonie droite (totalité du poumon pris), mort.	40°,8	40°,6	+ (*)
80	Pneumonie gauche.	37°,4	37°,8	0
84	Pneumonie gauche.	37°,9	38°,2	+
50	Pneumonie gauche en résolution.	37°,4	37°,4	0
120	Pneumonie droite.	40°,8	40°,6	+
90	Pneumonie droite.	39°,6	39°,4	0
100	Pneumonie droite tuberculeuse.	40°	40°,2	0
	— à un autre moment.	41°,3	40°,8	
130	Pneumonie gauche (totalité du poumon pris), mort.	40°,5	40°,7	+
110	Pneumonie droite.	40°,2	40°,1	+
100	Pneumonie droite.	41°,6	41°,2	
	— à un autre moment.	41°,1	40°,7	+
120	Pneumonie gauche.	40°,6	40°,7	+
120	Pneumonie droite suppurée.	38°,2	38°,2	+
70	Pneumonie droite.	39°,8	39°,6	+

(*) Le signe + indique la présence de l'albumine.

Ainsi, sur nos 14 pneumonies lobaires franches, nous voyons dans 13 cas la température plus élevée du côté malade et hépatisé.

Voici les seules exceptions : 1° un cas où la pneumonie était suppurée (il y eut égalité de température) ; 2° un cas de pneumonie tuberculeuse présentant des cavernes énormes (fait identique à celui signalé par Roger) ; 3° dans un autre cas, enfin, il s'agit d'une pneumonie droite, mais dans laquelle il y avait hépatisation grise et qui fut suivie de mort.

Température de l'aisselle droite 39°9'	Température de l'aisselle droite 39°
— gauche 40°	— gauche 39°4'

Ainsi donc, ces treize faits nous semblent suffisamment démonstratifs pour prouver que dans toute pneumonie, à la période d'hépatisation rouge, la température de ce côté est plus élevée que du côté sain. En effet, dans toute pneumonie parvenue au second degré, il se fait toujours, soit au pourtour du point hépatisé, une *circulation collatérale* (la quantité de sang qui arrive par la branche de l'artère pulmonaire n'étant plus en rapport avec la capacité normale des vaisseaux contenus dans le poumon atteint), soit au contraire un travail de résorption moléculaire, qui ne peut s'accomplir sans l'intervention active des agents chargés de reprendre les matériaux impropres, c'est-à-dire les capillaires, et qui se traduira le plus souvent à l'auscultation par la présence de râles sous-crépitants.

Ajoutons encore que, chez tous les malades, à côté du point hépatisé, il y a toujours un certain degré d'engouement qui, lui aussi, peut servir à expliquer l'élévation de température.

Cette élévation de température du côté malade est variable; sur nos **13** cas, voici comment elle a été répartie :

3 fois l'élévation du côté atteint par rapport au côté sain fut de 0,1 de degré.
5   —   0,2
1   —   0,3
2   —   0,4
1 fois il y eut égalité de température.

On le voit, l'élévation est toujours minime; mais enfin elle est la règle, et, si par hasard elle n'existe pas, on doit se méfier, et, aidé des autres signes, se demander si, dans ce cas, la pneumonie ne passe pas à la période de suppuration.

Dans le cas d'hépatisation grise, en effet, nous voyons au contraire la température soit rester égale des deux côtés (égalité qui sera pour nous évidemment un abaissement relatif de température du côté malade), soit au contraire tomber au-dessous de la température qu'offre le côté sain.

Ces faits s'expliquent facilement : on comprend de reste, que dans un poumon arrivé à cette période où tous les éléments, cellules épithéliales, trame, vaisseaux, fibrine épanchée, subissent les transformations rétrogrades, alors que l'injection de l'artère pulmonaire n'est plus possible ou se fait seulement dans des départements très-minimes, la température soit plus basse que du côté sain.

A la première période, la pneumonie, au contraire, coïncide avec une surélévation de la température ; il est facile de comprendre cette élévation en songeant au processus qui existe alors ; cette congestion énorme, cette turgescence des capillaires, ne peut exister, sans entraîner avec elle tous les phénomènes concomitants de l'hypérémie, hypérémie qui amène, bientôt, à sa suite l'irritation cellulaire qui va se traduire anatomiquement par l'hépatisation rouge, cliniquement par le souffle, c'est-à-dire par l'annihilation complète du rôle dévolu aux poumons.

Nous appuyant sur les nombreuses températures qui ont été prises dans nos **21** cas de pneumonie double, nous pouvons donner les résultats suivants :

5 fois la température du côté nouvellement affecté devient égale à celle du poumon pris le premier.

1 fois la température fut plus élevée de 0,1 de degré.

3	—	0,2
4	—	0,3
1	—	0,4
1	—	0,7

Dans la pneumonie catarrhale, la température du côté pris en dernier lieu fut plus élevée de **0,1**, de **0,2**, de **0,3** de degré.

Cette élévation de température, comme nous le voyons, étant assez faible, ne peut par conséquent être perçue par une main même exercée. Tantôt l'élévation se montre **12** heures, tantôt

36 heures (c'est là le cas habituel), plus rarement enfin l'éléva-tion persiste 48 heures avant l'invasion de la nouvelle pneumonie.

Mais bientôt ce n'est plus ce côté pris en dernier lieu qui présentera la température la plus élevée, et cela pour deux motifs que nous allons exposer : 1° à cause du travail de néoformation qui s'est opéré dans le parenchyme nouvellement atteint ; 2° à cause du travail, au contraire, de résorption qui s'exécute dans le poumon qui avait été le siége de la première pneumonie. En effet, voyons la résultante du travail phlegma-sique sur la température : lorsque la congestion a duré quelque temps, la trame organique est imbibée de sérosité ; cette transsudation séreuse, qui résulte de l'accroissement de la pres-sion intra-vasculaire, est quelquefois assez abondante pour agir par compression sur les artérioles, de sorte qu'à la congestion initiale succède une ischémie artérielle plus ou moins marquée. La transition entre le premier et le deuxième degré de la pneu-monie, ainsi que le fait remarquer M. Damaschino, est quelquefois presque nulle : le mode de développement de la fibrine et des leucocytes est impossible à saisir. Quelquefois on peut constater une sorte d'état intermédiaire entre l'hypérémie et l'exsudation fibrino-purulente, état dans lequel l'exsudat n'est pas encore com-plétement constitué ; c'est encore une matière demi-transparente granuleuse, contenant quelques leucocytes, cellules épithéliales et hématies. A mesure qu'on avance dans la formation de l'exsudat, l'anémie, comme nous l'avons déjà dit, se complète, et si l'on in-jecte un poumon ainsi altéré, on ne parvient pas à distendre com-plétement les vaisseaux : cette anémie tient donc à la présence dans les vésicules de l'exsudat inflammatoire qui diminue le champ ré-servé aux vaisseaux sanguins.

Ainsi voilà pourquoi la température du côté pris en dernier lieu devient rapidement à son tour stationnaire et quelquefois même inférieure à celle de l'aisselle qui correspond au poumon pris en premier lieu. Là, en effet, s'accomplit un travail d'une extrême importance, la transformation régressive de l'exsudat, sa liquéfaction, et enfin le retour des capillaires du poumon à leurs fonctions normales. Ce travail complexe s'accompagne à son tour d'une exaltation de la température : aussi n'est-il même pas rare de voir un peu avant la défervescence une petite élévation de température signalée par Wunderlich, qui quelquefois a pu être considérée comme d'un pronostic fâcheux, comme indiquant une nouvelle poussée, tandis qu'en réalité elle est le résultat unique du travail subinflammatoire que nécessite la résorption complète des exsudats. C'est un fait qu'il est facile de voir, du reste, sur plusieurs de nos tracés.

En analysant la définition suivante de l'inflammation de Rokitansky : « L'inflammation est un travail morbide qui, débutant par la stase, aboutit à l'exsudation », on peut dire que, dans la première période, il y aura constamment élévation de température; dans la seconde, au contraire, maintien de la température au même niveau, et même légère diminution.

Nous voyons donc que, dans toute pneumonie double, la température varie comparativement avec les périodes. Dans une de nos observations, pneumonie catarrhale il est vrai, il est curieux de voir successivement et à trois reprises différentes ces oscillations dans les températures des deux aisselles. Nous pouvons conclure également que le *maximum d'élévation de température* n'est pas en rapport avec un travail phlegmasique déjà accompli, mais qu'il est au contraire la traduction d'un *travail phlegmasique en voie de genèse*. A la période moyenne, ou stade moyen de nos pneumonies, les courbes thermométriques ont le plus souvent présenté ce que Wunderlich dénomme un *fastigium à oscillations stationnaires*. Quant à la troisième période ou période de déclin, elle a été le plus souvent brusque (*défervescence brusque* de Wunderlich); néanmoins, nous dirons qu'elle l'est moins que dans la pneumonie lobaire franche unilatérale; qu'elle a quelquefois plus de tendance à se rapprocher du mode de défervescence dite graduelle (*à oscillations descendantes* (Jaccoud) ou *lysis* des anciens, mode qui jusqu'à présent était considéré comme spécial à la pneumonie catarrhale.

Il ne nous a pas été donné de voir le *stade amphibole* ou intermédiaire entre le stade moyen et la défervescence.

Dans plusieurs de nos tracés, il semble quelquefois y avoir une légère contradiction avec les données que nous venons d'énoncer ; mais nous ferons remarquer que, dans ces cas, il s'agit le plus souvent de pneumonies doubles avec pleurésies assez abondantes pour compliquer un peu la marche de la température. La pleurésie aiguë inflammatoire élève également la température de son côté, mais bien moins, comparativement à la pneumonie. Si, par exemple, le liquide est abondant, il n'y aura pas, malgré les poussées inflammatoires qui se font dans le parenchyme pulmonaire, d'élévation de température. Sur nos **21** cas de pneumonie double, malgré nos observations, qui pour la plupart sont intitulées *pleuro-pneumonies*, nous n'avons observé que dans **5** cas seulement des pleurésies, généralement unilatérales, assez importantes pour constituer une véritable complication et nécessiter une intervention thérapeutique spéciale. On sait que Laennec regardait déjà la pleurésie qui survient dans le cours d'une pneumonie comme un pronostic favorable ; il prétendait que la compression exercée par le liquide épanché sur le tissu pulmonaire devait modérer l'orgasme inflammatoire, de la même manière qu'un bandage roulé atténue les effets phlogistiques sur un membre atteint d'érysipèle. Grisolle pense que la pleurésie ne modère ni ne circonscrit la pneumonie.

S'il est un fait certain, c'est que la pneumonie est en raison inverse le plus souvent de la pleurésie et réciproquement.

D'après nos observations, nous serions plus tenté de nous rapprocher de l'opinion de Laennec. Nous ne faisons actuellement que reproduire l'opinion judicieuse de M. Gubler, la pleurésie indiquant le plus souvent la chute du travail inflammatoire et ne se montrant que lorsque la marche envahissante de la pneumonie est arrêtée. Elle n'a qu'un effet défavorable : c'est que, dans ce cas, on voit persister plus longtemps les phénomènes morbides d'auscultation et de percussion que l'on trouve à la période de résolution.

DIAGNOSTIC

Le diagnostic de la pneumonie double se trouve donc actuellement établi d'une manière positive, grâce à une nouvelle donnée basée sur la thermoscopie. Mais maintenant, nous dira-t-on, ne s'agissait-il pas dans beaucoup de vos cas d'une simple congestion passive avec stase, autrement dite pneumonie hypostatique (*Mémoire sur la pneumonie hypostatique*, Piorry, 1833)? Il est démontré aujourd'hui que, dans ce cas, au lieu d'une élévation de température, c'est plutôt un abaissement qui se produit ; de plus, jamais on ne constate les râles crépitants ; il faut une cause toujours identique, le long décubitus dorsal ; son siége est toujours le même ; elle est surtout remarquable par son peu de tendance à l'inflammation : la matité, l'obscurité du murmure respiratoire peuvent persister une ou deux semaines avant que la maladie passe au deuxième degré. Rien dans la pneumonie hypostatique n'indique un travail actif; dans ces cas, la puissance vitale est anéantie ; aussi les lois physiques reprennent-elles peu à peu leur empire.

Grisolle pense aussi que, dans beaucoup de cas pris pour une pneumonie double, on n'avait du côté opposé que cet état anatomique du poumon connu sous le nom de *splénisation;* mais qu'est-ce que la splénisation, si ce n'est une congestion hypostatique sans tendance aucune à la phlegmasie? Dans ces cas, le siége est aussi toujours le même; il n'y a pas, comme nous nous en sommes assuré plusieurs fois, d'élévation de température de ce côté, et surtout les symptômes propres à la pneumonie sont absents.

Nous ne ferons que mentionner cette erreur de diagnostic indiquée par Grisolle, où la respiration bronchique transmise du côté opposé faisait croire à une pneumonie double.

D'autres fois, au contraire, on a porté encore le diagnostic pneumonie double, et, en réalité, on n'avait à faire qu'à des cas de bronchite intense ou de pneumonie d'un seul côté, mais compliquée de bronchite siégeant ou prédominant dans le poumon opposé.

Nous pensons que, dans les cas douteux, outre les phénomènes de percussion et d'auscultation qui, évidemment, sont les premiers à constater, la température comparée des deux aisselles pourra, étant prise d'une façon régulière, éclairer tout de suite, d'une façon non trompeuse, le médecin sur la réalité des phénomènes qui se passent dans la cage thoracique.

Nous possédons trois observations de pneumonie catarrhale sur lesquelles il est facile de voir, dans leurs tracés respectifs, les poussées successives qui se faisaient alternativement des deux côtés. Nous avons insisté plus haut sur les différences des tracés que l'on rencontre entre une pneumonie franche et une pneumonie catarrhale.

Deux cas de bronchite capillaire furent d'une extrême gravité; c'était chez des tuberculeux à la deuxième période; chez l'un, la défervescence fut rapide, brusque, comme dans une pneumonie franche; elle se fit dans un cas le neuvième jour, dans l'autre le cinquième jour. Nous n'avons pas besoin d'insister sur les symptômes cliniques, qui sont si différents de ceux de la pneumonie. La température n'a pas été aussi élevée que dans une pneumonie double d'une intensité moyenne.

FORME

La forme prédominante que présentèrent nos **21** malades atteints de pneumonie double fut surtout la *forme adynamique;* il y avait un abattement marqué, une prostration extrême, chez plusieurs malades même un état typhoïde qui pouvait faire songer un instant à une dothiénentérie légitime.

Nous n'avons pas eu à observer de *forme franchement bilieuse;* plusieurs malades avaient une coloration foncée des téguments, mais une coloration hémaphéique, et, dans ces cas, il était facile presque toujours de reconnaître dans les urines tous les caractères propres à cette variété spéciale d'ictère, décrite par M. Gubler sous le nom d'*ictère hémaphéique*. Nous devons dire que ces cas se rencontraient presque toujours dans les pneumonies doubles étendues et dénotaient une certaine gravité de l'affection. Grisolle, au sujet de l'ictère de la pneumonie, s'exprime ainsi : « L'ictère compliquant la pneumonie ne présente jamais une teinte bien foncée. » Ce qui vient encore à l'appui de cette opinion que, dans presque tous les cas, c'est à la variété d'ictère dite hémaphéique que l'on a affaire.

L'*examen des urines* mérite dans la pneumonie toute l'attention du clinicien. Les recherches les plus intéressantes ont été faites dans ces derniers temps en Allemagne, où les divers principes que l'on rencontre dans l'urine ont été successivement recueillis, puis dosés. On trouve dans la thèse de M. Desnos (*De l'état fébrile*) des tableaux intéressants, qui montrent, dans la pneumonie, des pertes énormes d'urée, d'acide urique ; il cite entre autres une observation de pneumonie relatée par Wachsmuth, dans laquelle la perte, au moment de l'acmé, atteignait 1 kilogramme du poids total par vingt-quatre heures. En France, plusieurs auteurs se sont occupés de la recherche de l'albumine dans les urines et de sa fréquence ; Martin Solon rencontre, sur **22 cas**, **2** fois de l'albumine, ce qui donne la proportion de $\frac{1}{11}$; Rayer ne précise pas la proportion ; Grisolle attribue l'albumine que certains auteurs trouvent si fréquemment aux applications de vésicatoires. (Nous dirons que, dans nos observations, les urines ont toujours été examinées avant l'application des vésicatoires, et que si un vésicatoire était appliqué, il n'était pas tenu compte de l'albumine que l'on trouvait accidentellement, transitoirement dans les urines.) Becquerel trouve une proportion considérable de pneumonies s'accompagnant du passage de l'albumine dans les urines ; sur **21 cas**, **9** fois, ou $\frac{1}{2,3}$. Dans l'article ALBUMINURIE de M. Gubler (*Dictionnaire encyclopédique*) ;

dans celui de M. Jaccoud (dans le *Nouveau Dictionnaire de méde-cine*), on trouve des documents de la plus haute valeur sur l'*al-buminurie dans les maladies de l'appareil respiratoire*. Rappelant les travaux de Prout, de Dumas et de Liebig, qui ont mis en lu-mière l'influence énorme de l'hématose sur la leucomurie, prou-vant que, à l'état normal, l'albumine brûlée dans les capillaires passe à l'état d'urates et d'urée, dans les urines, chez les animaux à sang chaud, tandis que chez les animaux à sang froid le passage de l'albumine dans les urines est un fait normal, M. Gubler montre que, dans les cas qui nous occupent, le phéno-mène est complexe; aussi rapporte-t-il l'albuminurie à quatre fac-teurs différents : 1° diminution du champ de l'hématose; 2° per-version fébrile des oxydations; 3° congestion rénale passive ou active; 4° superalbuminose due à l'exagération de la dénutri-tion. « C'est surtout dans la péripneumonie, dit-il, que l'urine se montre le plus habituellement chargée d'albumine. » Le phé-nomène est directement proportionnel à l'étendue de l'hépatisation (*albuminurie anoxémique*), surtout à la violence du travail phleg-masique, ainsi qu'au caractère malin de celle-ci. La quantité d'albumine éliminée va diminuant au fur et à mesure de l'apaise-ment des phénomènes locaux et généraux. Quelquefois enfin l'al-bumine reparaît au moment de la convalescence ; ce fait est en rapport avec un mouvement de dénutrition exagérée (*albumi-nurie critique*).

M. Gubler n'a pas jusqu'à présent de données statistiques sur le degré de fréquence de l'albuminurie dans la pneumonie. Voici en peu de mots les résultats auxquels nous sommes arrivé :

Sur **21** malades atteints de *pneumonie double :*

2 fois seulement on ne trouva rien dans les urines ;

1 fois, il y avait seulement de l'acide urique en quantité et de l'hémaphéisme ;

1 fois, une grande quantité d'acide urique ;

7 fois, albumine en plus ou moins grande quantité ;

3 fois, albumine et hémaphéisme ;

4 fois, albumine et indigose urinaire ;

2 fois, albumine et urates ;

1 fois, albumine, hémaphéisme et indigose urinaire.

En résumé donc, sur **21** malades, 4 fois seulement il y eut absence complète d'albumine.

Un point intéressant, c'était celui de savoir à quel moment l'albumine disparaissait des urines.

Chez 6 malades, dont les urines ont été examinées tous les jours une fois, l'albumine ne se retrouvait plus le septième jour après l'invasion ;

4 fois, le huitième jour ;

1 fois le neuvième.

Si maintenant, par comparaison, nous faisons le même calcul pour nos 14 malades dont nous avons donné le tableau (page **21**), et qui étaient atteints de *pneumonie simple*, nous en trouvons :

9 qui eurent de l'albumine ;

5 qui n'en présentèrent nullement.

La proportion qui existe entre l'albuminurie dans la pneumonie double et l'albuminurie dans la pneumonie unilatérale peut donc être établie d'après la proportion suivante :

$$17 : 21 : : 9 : 14.$$

En résumé, ces faits concordent donc parfaitement avec les opinions exprimées par M. Gubler, et que nous avons rappelées plus haut : apparition de l'albumine, quand le champ de l'hématose est très-diminué, lorsque la fièvre est intense, lorsque la température monte au delà de 39° dans l'aisselle.

On conçoit facilement, sans qu'il soit nécessaire d'entrer dans des détails, de quelle importance est l'examen des urines : quelles différences entre ces urines qui contiennent à la fois de l'albumine en quantité énorme, de l'indigose urinaire, et qui présentent la coloration hémaphéique, et ces autres urines qui ne décèlent par l'addition d'acide nitrique qu'une proportion plus forte d'urates.

Le *pronostic* de la pneumonie double doit-il être considéré comme d'une gravité excessive? Telle est l'opinion de Chomel, d'Andral, de Briquet, de Grisolle. Sur **21** malades, nous n'avons eu que deux décès, l'un chez un individu entré à l'hôpital le douzième jour après le début, alors que l'hépatisation était passée à la troisième période et occupait la totalité des deux poumons ; l'autre fut le résultat d'une pleurésie purulente, complication tout à fait accidentelle.

Mais nous ne pouvons nous appuyer sur nos seules observations pour en tirer des conclusions. Nous rappellerons, en outre, une remarque que fit M. Chauffard à la *Société de médecine des hôpitaux* vers le mois de mai, c'est que fréquentes, d'une grande intensité, les pneumonies n'ont pas eu néanmoins, celte année, le caractère de gravité qu'elles présentent habituellement. Le pronostic de la pneumonie devra également s'appuyer sur les recherches thermométriques. Ici, nous trouvons un désaccord frappant entre M. Roger et M. Charcot, cité par Hirtz dans son article CHALEUR (*Nouveau Dictionnaire de Médecine*), tandis que M. Roger (dans son *Mémoire sur les températures*) s'exprime ainsi : « La gravité de la maladie semble avoir été sans action sur l'élévation de la température. » M. Charcot dit que la plupart des cas où la fièvre pneumonique a dépassé 40°,5' ont été mortels, même alors que la lésion locale était peu étendue.

Eh bien, sur **19** cas où la température a été prise tous les jours, nous en trouvons quatre dans lesquels la température monte à 41° et même à 41°,2 (dans deux cas), et néanmoins dans les quatre cas on obtint la guérison. Dans aucune maladie, comme le fait remarquer M. Roger, on n'observe un accord aussi complet entre les trois fonctions, respiration, température, pouls : toutes trois se suivent dans les phases diverses de leurs manifestations, et l'on voit régulièrement la respiration et le pouls s'accélérer avec l'élévation du thermomètre, et se ralentir avec son abaissement.

Il était intéressant, après avoir parlé de la gravité comparée de la pneumonie double avec la pneumonie simple, de rechercher quelle avait été la durée totale du séjour de ces malades à l'hôpital ; nous allons faire ici une statistique simple, ne nous occupant pas du jour du début de l'affection, ni des complications diverses qui se sont montrées aussi bien dans l'une que dans l'autre forme de pneumonie.

Sur **21** pneumonies doubles, nous trouvons que la durée moyenne du séjour à l'hôpital pour chaque malade a été de **22** jours.

Sur **24** pneumonies simples, la durée moyenne du même séjour a été de **13** jours.

PHYSIOLOGIE PATHOLOGIQUE DE LA PNEUMONIE DOUBLE.

Comment s'expliquer une pneumonie survenant, terme moyen, le huitième jour après l'apparition de la première pneumonie qui siégeait dans le côté opposé. Voici à ce propos comment s'exprime Grisolle : « Ce n'est pas évidemment la même cause qui fait développer une pneumonie de l'autre côté. Il faut admettre ici une véritable influence pathologique, qu'exerce le poumon malade sur son congénère resté sain, et cela en vertu de cette loi de souffrance mutuelle et réciproque des organes pairs, dont on trouve de si fréquents exemples dans la pratique. »

Telle est l'explication peu satisfaisante, suivant nous, que donne Grisolle pour la pathogénie de la pneumonie double. Nous aimons beaucoup mieux celle qui nous est donnée, mais malheureusement à l'état d'ébauche, dans la *Clinique médicale* de Jaccoud : « La pneumonie double peut être considérée comme une *congestion réflexe*, ce qu'on appelait autrefois une congestion sympathique. » Il nous semble, en effet, bien plus physiologique de rechercher dans le système nerveux du grand sympathique la clef des phénomènes qui nous occupent.

On a longtemps cru que les phénomènes réflexes ne pouvaient se passer que dans les émanations du système cérébro-spinal ; mais il est démontré aujourd'hui par les expériences de Prochaska, Legallois, Marshall-Hall, Muller, Longet, Cl. Bernard, Schiff, Pflüger, Brown-Sequard, que ce rôle peut parfaitement être rempli par le système ganglionnaire.

Bichat, le premier, a démontré que les ganglions du grand sympathique pouvaient remplir parfaitement le rôle de centres. — Eh bien, qui nous empêche d'admettre la formation d'un arc nerveux s'opérant dans le système ganglionnaire entre les deux organes de l'hématose, grâce à l'intermédiaire des plexus pulmonaires considérés comme centres? Du côté lésé primitivement (poumon) part une sensation (il est démontré aujourd'hui d'une manière péremptoire que, dans le système ganglionnaire, existent des filets sensitifs) qui, arrivant à un des ganglions des plexus, se transforme, et, par l'intermédiaire des filets moteurs du même système (nerfs vaso-moteurs), va déterminer consécutivement une hypérémie fluxionnaire de nature neuro-paralytique dans le poumon opposé. Cette explication physiologique nous paraît donc devoir s'accomplir sans l'intervention active du bulbe ou des pneumogastriques; car, depuis les expériences de Schiff (en contradiction, il est vrai, avec Longet), il est démontré que la congestion pulmonaire qui succède à la section des pneumogastriques, à la région cervicale, est le résultat de la paralysie des nerfs vaso-moteurs contenus dans le tronc du nerf vague. Si même, dit Schiff, la congestion vient à manquer, c'est que les nerfs vaso-moteurs qui se rendent aux poumons ne suivent pas la voie du nerf vague, preuve qui vient encore à l'appui de notre hypothèse. Ajoutons, en outre, que, par la section des pneumogastriques, on ne détermine jamais une pneumonie véritable, mais simplement de l'emphysème, de la congestion de certains îlots du tissu pulmonaire, et surtout des noyaux d'atélectasie (par obstruction bronchique résultant de la paralysie des muscles de Reisessen).

Nous assimilerons la pathogénie de la pneumonie double (dans un certain nombre de cas) aux phénomènes qui se passent dans l'ophthalmie dite sympathique (*Thèse* de Rondeau, 1868), aux expériences de Brown-Sequard et Tholozan qui, plongeant une main dans l'eau à 0°, font augmenter la température de la main non immergée de 1 à 10°. Nous dirons donc, en un mot, avec M. Jaccoud, qu'on a affaire dans ce cas à une pneumonie double par action réflexe (*pneumonie réflexe*).

On a cherché également à expliquer la pathogénie de la pneumonie double par le mécanisme des fluxions collatérales, le cœur droit continuant à lancer dans le tronc de l'artère pulmonaire toujours la même quantité de sang, lequel, par suite d'une obstruction complète d'une partie considérable des réseaux capillaires de l'artère pulmonaire, viendrait alors congestionner, puis enflammer ensuite le poumon jusqu'alors sain.

Un mot seulement sur la *thérapeutique* employée chez nos malades. Dans la plupart des cas, l'ipéca a été administré par doses fractionnées (1 gr. 50 à 2 gr. de poudre en 6 ou 8 paquets) toutes les deux heures; le plus souvent le médicament non toléré déterminait des vomissements, des selles assez fréquentes. Le premier jour, on obtenait peu d'effets physiologiques; mais si le médicament était continué deux jours de suite, on pouvait noter une chute de température axillaire de 2 degrés (terme moyen) et une diminution dans le chiffre des pulsations d'environ 15 à 20. Dans les cas, au contraire, où il restait sans action sur le tube digestif, quand il y avait tolérance, les effets étaient beaucoup moins marqués et même presque nuls.

Dans quelques cas, la digitale a été administrée pour calmer l'éréthisme vasculaire et régulariser l'action cardio-vasculaire.

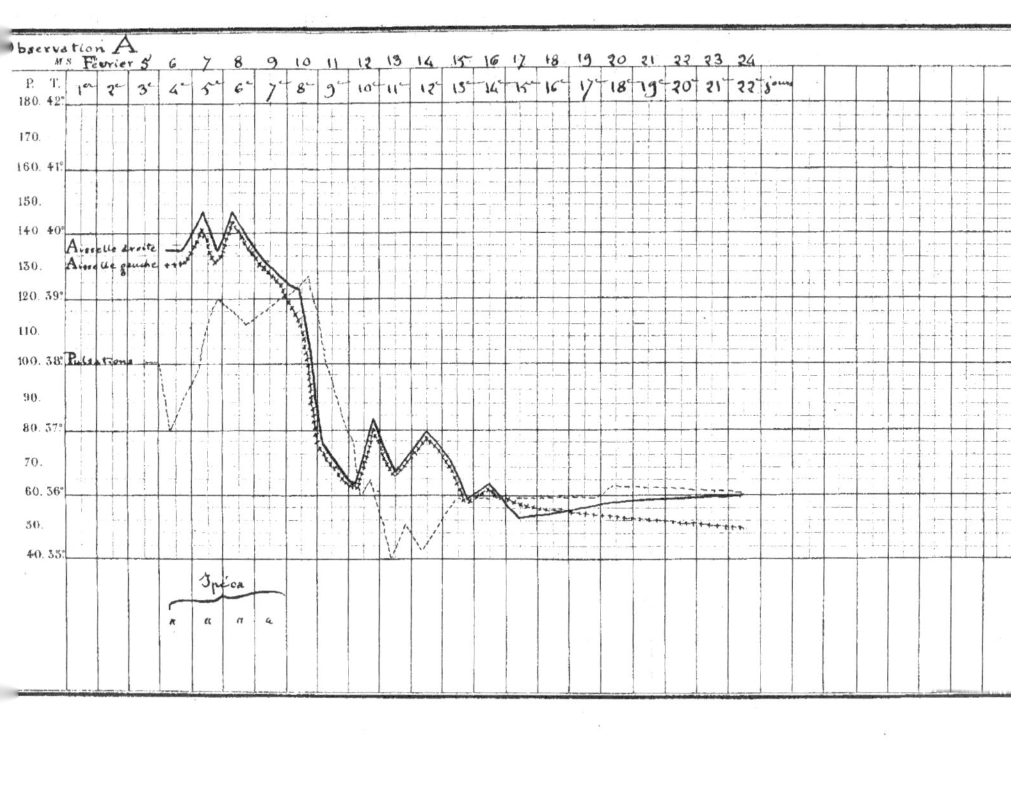
Observation A.
M S Février
P. T.
180. 42°
170.
160. 41°
150.
140. 40°
130.
120. 39°
110.
100. 38°
90.
80. 37°
70.
60. 36°
50.
40. 35°
Aisselle droite
Aisselle gauche
Pulsations
Ipéca

Observations.

<h2 style="text-align:center">Observation A. — Pneumonie double; le premier côté affecté fut le gauche.</h2>

La nommée B..., âgée de 24 ans, porteuse de pain, entre le 5 février 1869, à l'hôpital Beaujon, dans le service de M. le professeur Gubler.

D'une constitution robuste, d'un tempérament lymphatico-sanguin, elle vint se fixer à Paris il y a quatre ans.

Dans la nuit du 3 au 4 février, elle a été prise, sans cause connue, d'un frisson avec point de côté à gauche et d'une expectoration sanguinolente (elle dit avoir rempli de sang un crachoir).

Elle tousse d'habitude tous les hivers; a eu une pleurésie l'hiver dernier.

Son père et sa mère sont bien portants. Elle a perdu trois de ses frères, qui sont morts phthisiques.

Etat actuel. En avant, résonnance tympanique à gauche, mais rien n'est dévoilé par l'auscultation. En arrière, à gauche, matité complète à partir de la fosse sous-épineuse jusqu'en bas; souffle tubaire avec broncho-égophonie et absence des vibrations thoraciques. Rien à droite. La respiration est fréquente (36), la face pâle, un peu bouffie. La malade conserve le décubitus latéral gauche.

Au cœur, bruit de souffle anémique, au premier temps. Langue saburrale; constipation.

Expectoration rougeâtre, non aérée (brique pilée); 100 pulsations.

6 février. La malade n'a pas reposé cette nuit. A la percussion et à l'auscultation, mêmes signes.

Aisselle gauche . . . . . 38°5
Aisselle droite. . . . . . 38°8
Rectum. . . . . 40°1

Les urines contiennent de l'albumine en quantité moyenne et de l'indigose urinaire.

Ipéca, 2 gr., comme vomitif. — A la suite, ipéca, 1 gr. 50 en six paquets ; un paquet toutes les heures. — Bouillons, potages.

7 février. La malade a vomi plusieurs fois; a été une seule fois à la garde-robe. Elle a un peu moins de dyspnée. Face toujours pâle, bouffie.

Rien de nouveau à l'auscultation.

Aisselle gauche . . . . . 40°2
Aisselle droite . . . . . 40°4
Rectum . . . . 41°

Ipéca, 1 gr. 50 en six doses.

Le soir : un seul vomissement; pas de selle. Adynamie. 120 pulsations. A la base droite, on trouve un peu de submatité. A gauche, le liquide disparaît; le souffle est moins intense; quelques râles sous-crépitants. Bronchophonie.

Aisselle gauche . . . . . 39°6
Aisselle droite . . . . . 39°8

8 février. La malade souffre beaucoup moins de son côté gauche; pas de point de côté à droite. Décubitus dorsal. A droite, on trouve aujourd'hui du souffle et de la bronchophonie. Mêmes signes qu'hier à gauche.

Aisselle gauche . . . . . 40°4
Aisselle droite . . . . . 40°4
Rectum. . . . . 41°

Ipéca, 1 gr. 50 en six doses.

Le soir : pas de vomissement; une selle. Oppression toujours assez grande ; la face est pâle, bouffie. Elle a beaucoup toussé dans la journée. L'expectoration est toujours caractéristique. A droite, il y a toujours du souffle et des râles sous-crépitants. Pour la première fois, la malade accuse un *point de côté à droite.*

9 février. Prostration très-grande; quatre selles. A gauche, il y a toujours un souffle intense et quelques râles sous-crépitants disséminés. A droite, la pneumonie ne s'étend pas.

Vésicatoire à gauche. — Ipéca, 1 gr. 50 en six doses.

Les urines contiennent toujours de l'albumine en quantité moyenne.

Le soir : pas de vomissements; pas de diarrhée. 120 puls., 36 respir. Les crachats continuent à être sanguinolents. Etat général toujours très-grave.

Aisselle gauche . . . . . 39°4
Aisselle droite . . . . . 39°6

10 février. Sur les huit heures du soir, hier, la malade a eu une suffocation extrême, continue, asphyxie imminente, râles trachéaux. A gauche, le souffle tubaire est toujours très-intense, mais, au pourtour, râles sous-crépitants. A droite, il y a toujours du souffle, mais à timbre bien plus doux et mélangé de râles sous-crépitants.

La face, ce matin, est vultueuse ; les extrémités un peu froides, cyanosées ; oppression extrême.

Julep gommeux avec 30 gouttes de teinture alcoolique de digitale.

Le soir, apparition d'une hémorrhagie utérine (épistaxis utérine) : la malade n'attend ses règles que le 22 du mois.

11 février. Moins d'oppression, moins de cyanose. A gauche, en arrière, il y a toujours un souffle intense, métallique, des râles fins ; à droite, du souffle et des râles sous-crépitants.

$$\text{Aisselle gauche} \ldots \ldots 36°8$$
$$\text{Aisselle droite} \ldots \ldots 36°8$$

12 février. Le facies est bon ; 62 puls. A gauche, il y a toujours de la matité, mais le souffle a disparu ; il ne reste plus que de la respiration soufflante, des rhonchus vibrants et sous-crépitants.

A droite, plus de souffle, mais de nombreux frottements pleuraux.

$$\text{Aisselle gauche} \ldots \ldots 36°3$$
$$\text{Aisselle droite} \ldots \ldots 36°3$$

14 février. 44 puls. Plus d'albumine dans les urines. On cesse la digitale.

$$\text{Aisselle gauche} \ldots \ldots 36°8$$
$$\text{Aisselle droite} \ldots \ldots 36°8$$

24 février. Exeat. Il n'y a plus rien à l'auscultation, si ce n'est à gauche un peu d'affaiblissement du murmure respiratoire et quelques frottements pleuraux.

$$\text{Aisselle gauche} \ldots \ldots 35°5$$
$$\text{Aisselle droite} \ldots \ldots 36°$$
$$\text{Rectum} \ldots \ldots 38°$$

Observation B. — Pneumonie double; le premier côté affecté fut le gauche

Le nommé L..., âgé de 33 ans, charretier, entre, le 14 avril 1869, à l'hôpital Beaujon, dans le service de M. le professeur Gubler.

D'une constitution robuste, d'un tempérament sanguin, il n'a eu jusqu'à présent aucune maladie antérieure. Pas de rhumatisme.

Il est malade depuis trois jours. Refroidissement à la suite duquel il ressent un frisson très-intense avec point de côté à gauche.

Il eut des vomissements répétés; a craché du sang.

État actuel. 15 avril. Ce matin, il est atteint d'une dyspnée assez intense; la respiration est fréquente, la face rouge; *congestion égale des deux pommettes.*

110 puls. La langue est humide, saburrale; diarrhée très-prononcée depuis le premier jour.

En avant, rien à la percussion; à l'auscultation on trouve quelques râles de bronchite.

En arrière, à droite, quelques râles de bronchite également. A gauche, matité dans toute la fosse sous-épineuse, et, à ce niveau, souffle tubaire intense, à la périphérie duquel existent des bouffées de râles crépitants. Bronchophonie. Pas de diminution des vibrations thoraciques.

Le point de côté persiste à gauche avec autant d'intensité qu'au début.

Crachats rouillés.

Aisselle gauche . . . . . 40°9
Aisselle droite . . . . . 41°2

Saignée de 300 gr. — Julep gommeux avec 0,05 de tartre stibié; bouillons, potages.

Les urines sont très-hémaphéiques; diaphragme d'acide urique; il y a de l'albumine en assez grande quantité.

Le soir : le malade est dans un état d'oppression extrême. Il a éprouvé du soulagement pendant quatre heures, consécutivement à la saignée.

Pas de vomissements, pas de selles; 100 puls.

Ventouses sèches à la base du thorax.

16 avril. Il a passé une nuit assez calme; ictère hémaphéique très-

Observation B
M S   Avril   15 16 17 18 19 20 21 22 23 24 25 26 27 28 29 30
R. P. T.
1   2   3   4   5   6   7   8   9   10 11 12 13 14 15 16 17 18 19 jours
80. 180. 42°
75. 170.
70. 160. 41°   Aisselle droite
65. 150.   Aisselle gauche
60. 140. 40°
55. 130.
50. 120. 39°
45. 110.   Pulsations
40. 100. 38°
35. 90.
30. 80. 37°
25. 70.
20. 60. 36°
15. 50.
10. 40. 35°
Castré
stibié
cc   cc

prononcé ; 106 puls. En arrière, à gauche, on constate toujours le bruit de souffle ; mais de plus, à droite, dans la fosse sous-épineuse, il y a de la respiration soufflante.

Aisselle gauche . . . . . . 40°
Aisselle droite . . . . . . 40°3

Julep gommeux avec 0,05 de tartre stibié.

17 avril. L'abattement persiste. A gauche, on ne trouve plus que de la respiration soufflante. A droite, ce matin, il y a des râles de bronchite dans toute la hauteur ; 92 puls.

Aisselle gauche . . . . . . 38°2
Aisselle droite . . . . . 38°6

Julep diacode. — Bouillons, potages, bordeaux.

18 avril. Nuit tranquille ; ce matin, le facies est bon ; il y a encore de l'ictère hémaphéique. A gauche, il y a encore du souffle, des râles sous-crépitants nombreux, lorsque le malade tousse ; plus rien à droite.

Aisselle gauche . . . . . 36°6
Aisselle droite . . . . . 36°6

Les urines ne contiennent plus d'albumine.

27 avril. Le point de côté à gauche a reparu, très-intense. Nouvelle gêne respiratoire ; 90 puls. Pas de frisson nouveau. En arrière, à gauche, dans la fosse sous-épineuse, on constate de nouveau du souffle tubaire et des râles crépitants fins.

Aisselle gauche . . . . . 37°9
Aisselle droite . . . . . 36°9

29 avril. La nouvelle bouffée de pneumonie gauche disparaît. Plus de souffle ; seulement des râles sous-crépitants.

Aisselle gauche . . . . . 37°6
Aisselle droite . . . . . 37°3

30 avril. 50 puls. ; râles sous-crépitants à gauche.

Aisselle gauche . . . . . 37°8
Aisselle droite . . . . . 37°

14 mai. Exeat. Encore quelques frottements pleuraux.

PARIS. — IMPRIMERIE PIERRE LAROUSSE, RUE NOTRE-DAME-DES-CHAMPS, 49.